UN CAS

D'HÉMIPLÉGIE HYSTÉRIQUE MALE

AVEC

Contracture et Atrophie Musculaire

Par le Dr FALLOT,

PROFESSEUR A L'ÉCOLE DE MÉDECINE, MÉDECIN DES HOPITAUX

DE MARSEILLE.

MARSEILLE

TYPOGRAPHIE ET LITHOGRAPHIE BARLATIER ET BARTHELET

Rue Venture, 19

1891

UN CAS

D'HÉMIPLÉGIE HYSTÉRIQUE MALE

AVEC

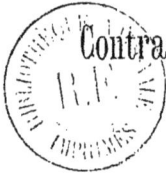

Contracture et Atrophie Musculaire

Par le Dʳ FALLOT,

PROFESSEUR A L'ÉCOLE DE MÉDECINE, MÉDECIN DES HOPITAUX

DE MARSEILLE.

MARSEILLE

TYPOGRAPHIE ET LITHOGRAPHIE BARLATIER ET BARTHELET

Rue Venture, 19

—

1891

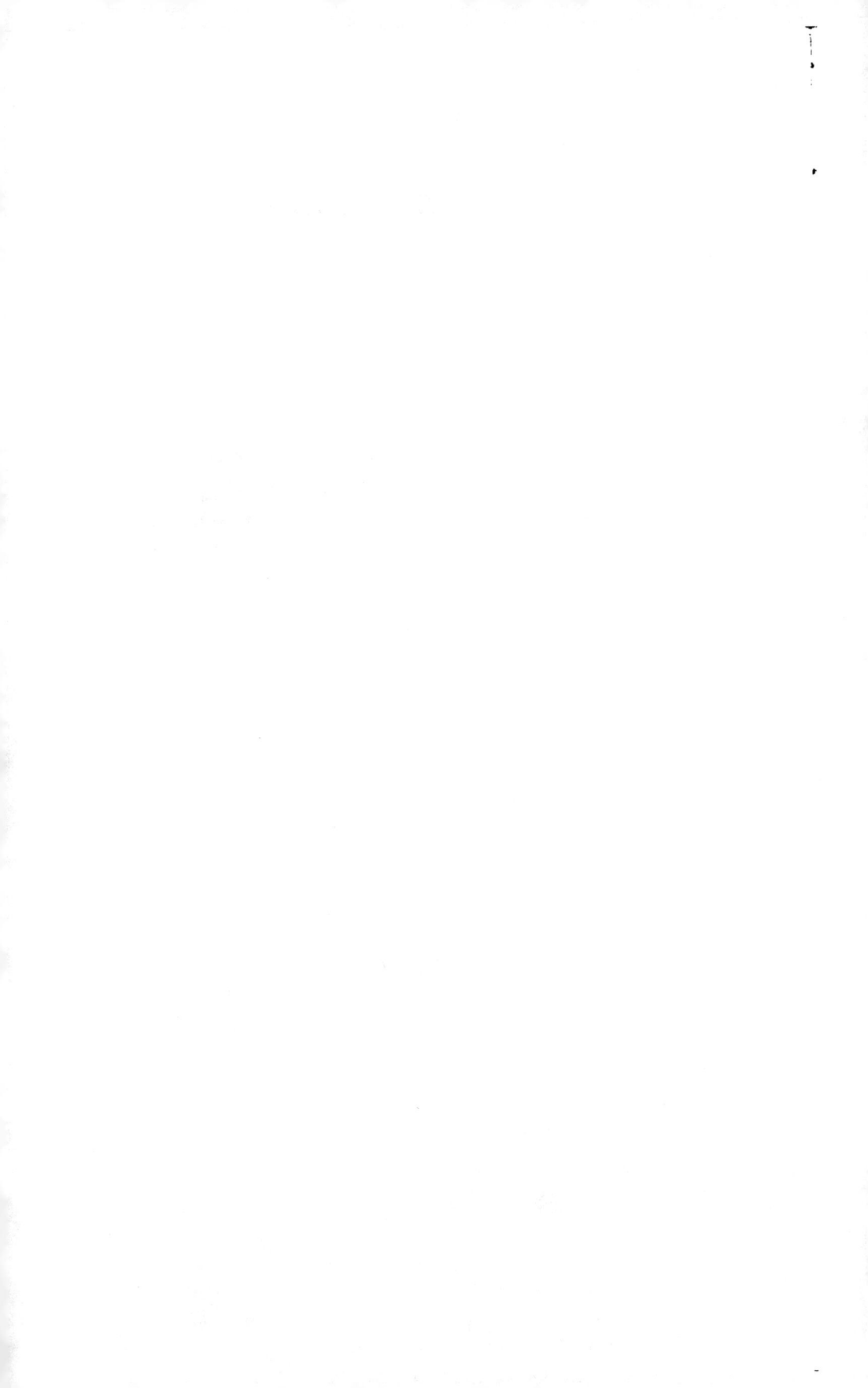

UN CAS D'HÉMIPLÉGIE HYSTÉRIQUE MALE

Avec Contracture et Atrophie Musculaire

Par M., le Dr FALLOT (1).

———

Nous allons faire passer sous vos yeux un malade de
notre service hospitalier, qui, en raison de l'intéressante
affection dont il est atteint et des discussions auxquelles
peut prêter le diagnostic, nous a paru tout à fait digne
d'être soumis à votre examen. Avant de l'introduire devant
vous, vous nous permettrez de vous retracer son histoire,
de vous donner le diagnostic que nous avons adopté, et de
vous indiquer les arguments sur lesquels nous nous croyons
autorisé à le faire reposer.

Comme vous allez le voir, il s'agit d'un homme âgé de
28 ans, le nommé P..., Louis, né à Genève, exerçant la
profession d'électricien, entré à la Conception le 24 septem-
bre 1890, actuellement en traitement dans notre service de
l'Hôtel-Dieu ; il est de belle apparence, vigoureux, et ne
mesure pas moins de 1 m. 80 de taille. A 16 ans, raconte-t-il,
il s'est engagé dans les spahis où il a servi pendant 5 ans
et 3 mois ; il a fait la campagne du Tonkin où il a séjourné
2 ans et 8 mois ; il y a, dit-il, été atteint de deux coups de
lance, et à l'appui de son dire, il nous montre deux cicatri-
ces, l'une au niveau du bord cubital de la main droite, paral-
lèle à l'axe du membre, d'environ 4 centimètres de longueur,
l'autre à la partie postérieure de la verge, à peu près paral-
lèle au canal de l'urèthre ; celui-ci aurait même été divisé,
si bien que, pendant quelque temps, l'urine se serait écoulée
par une petite fistule située en avant de la naissance des

(1) (Communication faite à la Société Médicale des Hôpitaux le 5 Mai 1891).

bourses. Il est de retour du Tonkin depuis 4 ans ; il a
séjourné ensuite dans l'Amérique du Sud. En janvier 1890,
il était à Paris, et, atteint de l'influenza, il recevait à l'hôpital
Cochin les soins du Dr Dujardin Beaumetz.

P... nie absolument toute habitude alcoolique ; ses anté-
cédents héréditaires n'ont rien de bien particulier ; son
père est mort à 72 ans d'une hydropisie au cerveau, dit-il,
sa mère à 65 ans, de chagrin ; il avait un frère aîné qui a
été tué à Reischoffen.

Quelques jours avant l'apparition des accidents qui l'ont
fait entrer à la Conception, P... avait ressenti un peu de
céphalalgie ; la veille au soir cette céphalalgie s'était légèrement accrue; il s'était couché de bonne heure, sans avoir
commis aucun excès, lorsque, le lendemain matin, à son
réveil, il a été péniblement surpris en constatant qu'il était
dans l'impossibilité absolue de se servir de ses membres
du côté droit; dans les mouvements que nécessitent la parole
et la mastication, il ressentait une gêne très notable au
niveau de la joue droite. C'est le cinquième jour après l'apparition de ces symptômes qu'il est entré à la Conception où
nous l'avons examiné pour la première fois.

D'après ce premier examen, d'après tous ceux qui l'ont
suivi, nous pouvons retracer de P... le tableau clinique
suivant. Le symptôme qui frappe tout d'abord l'attention,
c'est une hémiplégie de tout le côté droit, c'est-à-dire
atteignant la partie inférieure de la face, le bras et la
jambe droite : le malade ne peut exécuter aucun mouvement volontaire de ce côté. Si l'on procède à l'examen des
membres soustraits ainsi à l'action cérébrale, on constate
immédiatement qu'il ne s'agit point d'une paralysie vulgaire avec flaccidité, mais tout au contraire d'une paralysie
avec contracture ; il faut déployer une force musculaire
considérable et triompher d'une résistance très énergique,
si, après avoir saisi l'avant-bras droit, on veut lui faire
exécuter des mouvements alternatifs de flexion et d'extension. Les doigts de cette main sont habituellement dans la
flexion forcée : si, au prix d'un certain effort, on les ramène

à l'extension, si on les abandonne ensuite à eux-mêmes, on voit souvent l'auriculaire et l'annulaire se fléchir de nouveau, le pouce et l'index restant dans l'extension ; la main prend alors assez exactement l'attitude décrite sous le nom de griffe cubitale. Il en est de même pour le membre inférieur droit ; si l'on veut fléchir sur la cuisse la jambe qui est dans l'extension, puis la ramener dans son attitude première, on rencontre dans cette manœuvre une réelle difficulté, conséquence d'un état de contracture intense des masses musculaires. La partie inférieure de la face présente une asymétrie évidente ; si l'on fait parler le malade, on voit que les muscles du côté gauche entrent seuls en mouvement, la joue, la commissure des lèvres du côté droit demeurent à peu près immobiles ; il est à noter que cette commissure semble un peu attirée en bas et en dehors, c'est-à-dire du côté paralysé. La langue est, elle aussi, déviée du côté droit ; elle laisse voir une particularité extrêmement curieuse : lorsque le malade la sort hors de la bouche, elle est agitée d'un tremblement continu ; en même temps que sa pointe s'incline à droite, elle subit une sorte de mouvement de bascule autour de son axe antéro-postérieur, de telle façon que son bord gauche se relève et vient ainsi se placer sur un plan sensiblement plus élevé que son bord droit.

Du côté de la sensibilité, notre sujet présente des symptômes non moins intéressants ; dans la totalité du côté droit du corps, c'est-à-dire dans toute la moitié droite de la tête, du cou, du tronc, dans les membres supérieur et inférieur droits, on constate des troubles profonds des fonctions sensitives ; il n'y a pas à proprement parler anesthésie complète, mais bien analgésie; la piqûre d'une épingle est perçue comme sensation tactile et non point comme sensation douloureuse. La ligne de démarcation entre la zone analgésique et la zone sensible correspond d'une façon presque mathématique au plan médian du corps. Les résultats de l'exploration, qui a été maintes fois répétée depuis, sont d'une netteté parfaite : si l'on pique le malade avec la pointe d'une épingle et suivant une ligne horizontale, que l'examen porte sur le cuir chevelu, la face ou le tronc, aussi bien en avant qu'en arrière, tant que l'instrument agit sur la moitié droite du corps, quelle que soit la profondeur à laquelle on le fait pénétrer, il y a absence complète de douleur ; aussitôt que l'on dépasse la ligne médiane, il y a immédiatement sensation douloureuse.

A noter que, quelques secondes après que l'on a pratiqué ce genre d'exploration, on voit apparaître de larges traînées d'un rouge vif dans les zones sur lesquelles a porté la piqûre ; sur certains points même, à la région antérieure du thorax surtout, sur ces zones rouges se développent de petites papules faisant une saillie manifeste, et correspondant exactement aux points qui viennent d'être touchés par l'extrémité de l'épingle. Il n'y a pas de thermo-anesthésie ; le malade distingue assez nettement l'un de l'autre le contact d'un corps froid et celui d'un corps chaud.

Du côté des organes des sens, nous relevons les faits suivants. Rien du côté des fonctions visuelles : l'examen ophthalmologique pratiqué par un de nos spécialistes les plus compétents, le docteur Nicati, n'a donné que des résultats négatifs : l'acuité visuelle, l'étendue du champ visuel sont normales ; il en est de même de la perception des couleurs. Le sens de l'ouïe ne paraît pas non plus troublé, et l'acuité auditive semble égale à droite et à gauche. Au contraire la sensibilité gustative est manifestement altérée : si l'on applique sur le dos de la langue un pinceau imbibé alternativement d'une solution sucrée et d'une solution de sel de quinine, la sensation de saveur est absolument nulle sur le côté droit ; elle existe, bien qu'assez obtuse, à gauche.

Pas de perte du sens musculaire ; P... a très exactement la notion de la position qu'occupent ses membres paralysés. Pour ce qui est des réflexes, il y a suppression complète et absolue du réflexe pharyngé, affaiblissement notable du réflexe cornéen à droite, légère exagération du réflexe rotulien à droite. Il n'a pas été possible de découvrir la moindre zone spasmogène.

L'examen des appareils respiratoire et circulatoire révèle quelques particularités importantes. En arrière, à l'auscultation du sommet droit, la respiration, l'expiration surtout, a un caractère de rudesse manifeste ; il y a en même temps un retentissement exagéré de la voix et de la toux ; en avant, sous la clavicule droite, l'inspiration est obscure et un peu saccadée, l'expiration est prolongée. Du côté du cœur, les battements ont un éclat et une intensité anormales ; cet éclat est surtout exagéré au deuxième temps et à l'orifice aortique ; à plusieurs reprises, il a été facile de constater un dédoublement assez net du premier temps, à maximum au niveau de la pointe ; en rapport avec ces symptômes cardiaques, il existe de la dyspnée, et une douleur assez vive dans la région précordiale, au voisinage du mamelon ; pas de douleur rétro-sternale, ni spontanée, ni à la pression.

Au bout d'une huitaine de jours environ, P..., qui jusque-là avait été dans l'impossibilité de marcher, a commencé à pouvoir faire quelques pas ; sa démarche a quelque chose de tout à fait particulier. Lorsqu'on le fait tenir debout, entièrement dépouillé de ses vêtements, on note à première vue une légère déviation de la taille produite par l'incurvation du tronc du côté sain ; il en résulte une saillie manifeste de la hanche droite ; quand le malade se met à marcher, le membre inférieur droit se meut tout d'une pièce et l'incurvation latérale gauche du tronc s'accentue davantage.

Vers le milieu de novembre, P... attire de lui-même notre attention sur un symptôme nouveau qui l'a frappé : « Il me semble, dit-il, que depuis quelque temps ma jambe droite a diminué ». Un examen attentif confirme l'exactitude de cette observation : en comparant du regard la jambe droite et la gauche, il est facile de voir que la saillie musculaire du mollet est sensiblement moins développée à droite qu'à gauche. Il en est de même pour les deux cuisses : la partie inférieure de la droite est plus amincie, plus effilée que la région symétrique gauche ; à la partie supérieure, la différence paraît moins accentuée : l'atrophie semble porter plus spécialement sur le biceps crural et respecter la masse des adducteurs. Des mesures prises avec le plus grand soin au moyen d'un ruban métrique démontrent la réalité de ces différences ; on trouve, en effet, au même niveau, pour le mollet droit, 33 centim., pour le gauche, 34,5 ; au tiers inférieur de la cuisse, à droite, 41 cent., à gauche, 44 ; au tiers supérieur, à droite 51, à gauche 53   Notre attention étant portée dans cette direction, nous examinons de même comparativement les deux membres supérieurs : une différence manifeste de volume existe entre eux, surtout à l'avant-bras et à la main, et, comme au membre inférieur, cette différence est due à la diminution du volume des masses musculaires à droite. Le groupe externe des muscles de l'avant-bras droit présente une atrophie évidente, appréciable aussi bien à la vue qu'à la palpation. Il en est de même à la main : l'éminence thénar à droite est loin d'offrir un relief aussi saillant qu'à gauche. Au niveau des muscles atrophiés, il n'existe pas, et il ne s'est jamais produit depuis, la moindre trace de contraction fibrillaire.

Jusque vers le milieu de janvier, les phénomènes morbides observés chez notre malade ne se sont guère modifiés qu'en s'atténuant légèrement ; la contracture à forme hémiplégique persiste, mais à un degré moindre ; P... peut marcher et se servir sans trop de difficulté de son bras malade, il est même en état de s'utiliser dans la salle en secondant les infirmiers ; mais dans la déambulation il conserve toujours l'attitude précédemment indiquée. Mêmes troubles de la sensibilité, même hémianalgésie droite ; la sensibilité thermique est assez obscure à droite, à tel point que P..., appuyant, il y a quelques jours, sa main sur un poêle trop chaud, s'est fait, sans en être averti par aucune sensation, une brûlure avec phlyctène.

En mars, une amélioration notable s'est produite dans

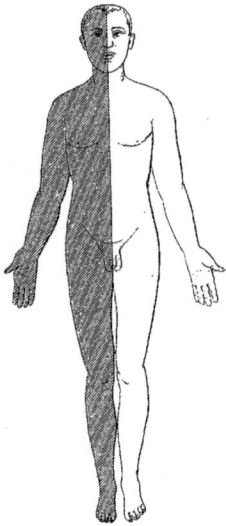

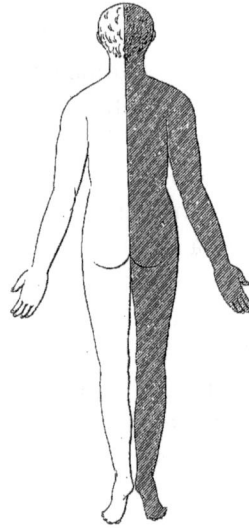

Anesthésie

du tout une question aussi facile à résoudre qu'on serait
tenté de le croire. Dans une de ses leçons cliniques, parue il
y a quelques années (1) à peine, le professeur Charcot dis-
cutait la question de savoir si une confusion entre elles
n'est point quelquefois possible ou tout au moins excusa-
ble, et il n'hésitait pas à répondre affirmativement : à l'appui de son dire, il présentait à ses élèves une malade
examinée par deux médecins des hôpitaux et agrégés des
plus distingués de la Faculté de médecine de Paris : l'un
d'eux avait attribué l'hémiplégie à l'hystérie, l'autre à une
lésion organique de l'encéphale.

L'héminalgésie, si nette, si franchement caractérisée chez
P..., est loin d'avoir par elle-même une valeur diagnos-
tique absolue ; on connait, en effet, la loi anatomo-clinique
formulée par charcot : « les lésions portant sur la région
postérieure, lenticulo-optique de la capsule interne ont
pour conséquence obligatoire la forme d'hémianesthésie
que j'appelle cérébrale, et dans laquelle les sens auxquels
président les nerfs cérébraux proprement dits, nerfs
optiques et nerfs olfactifs, sont intéressés de manière à
reproduire fidèlement les caractères de l'hémianesthésie
des hystériques (2). » Des faits très nombreux, empruntés
soit à l'anatomie pathologique, soit aux expériences de
laboratoire, sont venus confirmer la règle posée par notre
éminent clinicien. De même pour l'anesthésie pharyngée :
le savant neuro-pathologiste déclare que « si elle est un
caractère important de l'hystérie, elle n'est pas un signe
pathognomonique ; elle peut être occasionnée par des
lésions capsulaires, elle a été notée dans quelques cas de
paralysie pseudo-bulbaire répondant à des altérations de
la capsule interne (3). »

L'âge encore jeune de notre sujet n'est pas non plus un
argument sans réplique contre l'hypothèse d'une lésion
des vaisseaux de l'encéphale ; ici encore, Charcot déclare

(1) *Semaine médicale*, 1887, p. 37.
(2) Leçons sur les localisations cérébrales, 1876.
(3) *Semaine médicale*. loc. cit.

que l'hémorrhagie cérébrale n'est pas incompatible avec
le jeune âge (1). L'artério-sclérose est loin d'être, comme
on le croit trop généralement, le triste privilège de la
sénilité ; l'athérome a été signalé dans la première enfance.
Il est au contraire incontestable que les symptômes cons-
tatés à l'auscultation du cœur de notre sujet pourraient
facilement être interprétés en faveur de l'hypothèse d'une
lésion cardio-vasculaire, et rendraient ainsi plus probable
le diagnostic d'hémiplégie cérébrale : l'exagération de l'intensité des bruits du cœur, l'éclat diastolique de l'aorte
surtout donneraient à ce diagnostic une sérieuse apparence
de probabilité. Ce n'est cependant point celui qui nous
paraît devoir être admis, et, tout bien considéré, nous
croyons devoir adopter celui d'hémiplégie d'origine nerveuse, d'*hémiplégie hystérique.*

Nul, à l'heure actuelle, ne saurait invoquer contre ce
diagnostic le sexe de notre sujet : nous ne sommes plus à
l'époque où Lonyer Villermay déclarait que l'homme ne
peut être hystérique puisqu'il n'a pas d'utérus (2). S'il est
une notion que l'enseignement du professeur Charcot a
promptement fait passer dans le domaine des connaissances pratiques, c'est, à coup sûr, celle de la possibilité,
même de la fréquence de l'hystérie masculine; les cas en
sont si nombreux que l'on serait plutôt en droit de s'étonner
qu'une affection si vulgaire ait pu demeurer si longtemps
ignorée et méconnue. Tout récemment, Bitot, à Bordeaux,
en relevait 22 cas observés pendant une période de quelques années seulement parmi ses malades de l'hôpital Saint-
André ; Marie déclare que l'hystérie mâle, est très fréquente
dans les classes inférieures de la société, qu'elle semble
même beaucoup plus fréquente que l'hystérie féminine(3).
Pour ce qui nous concerne, il ne s'écoule pas de semestre
que nous n'ayons à en constater quelques cas dans notre

(1) *Ibid.*
(2) En 1816 ; cité dans thèse de Michaut, de *l'Hystérie chez l'homme,*
Paris, 1890.
(3) *Progrès médical,* juillet 89.

service hospitalier. Seuls, les médecins allemands, cédant peut-être à des sentiments qui n'ont rien à voir avec la science, se sont longtemps refusés à admettre la doctrine française ; mais cette répugnance est aujourd'hui en train de disparaître devant l'évidence des faits. Un des premiers, le professeur Strumpell (1) a protesté contre l'opinion de ses compatriotes : des faits sont chaque jour publiés, qui démontrent que la grande névrose n'est pas moins fréquente en Allemagne qu'en France, en Angleterre, en Amérique ; nous citerons seulement comme un des plus démonstratifs celui des docteurs Andrée et Knoblauch, traduit par Gilles de la Tourette (2).

Un des arguments qui nous semble peser du poids le plus lourd en faveur de notre manière de voir, c'est l'existence et le mode d'apparition de la contracture : celle-ci a été primitive : nous l'avons constatée cinq jours après le début de la maladie, et tout porte à croire qu'à ce moment là elle datait déjà de l'apparition de l'hémiplégie. Or on sait que la contracture d'origine cérébrale est presque constamment secondaire ; elle ne se rencontre guère comme accident primitif que dans le cas d'inondation ventriculaire : elle est alors souvent accompagnée d'accidents convulsifs, et les lésions dont elle est la conséquence sont d'ordinaire d'une étendue et d'une gravité telle, qu'elle ne fait que précéder la mort à brève distance.

En se plaçant sur le terrain des localisations anatomopathologiques, il semble à peu près impossible d'admettre qu'une lésion cérébrale puisse produire en même temps comme phénomène primitif, à la fois l'hémianesthésie et la contracture.

La contracture au cours de l'hémiplégie cérébrale, et c'est là un point que l'école de la Salpêtrière a rendu absolument classique, n'apparaît que tardivement, au bout de plusieurs mois, remplaçant d'une façon le plus souvent définitive, l'état de résolution, de flaccidité musculaire.

(1) Cf. l'hystérie en Allemagne, *Progrès médical*, 1887, p. 440.
(2) *Nouvelle iconographie de la Salpêtrière*, 1889, p. 318.

Considérée en elle-même, surtout au niveau du membre supérieur, cette contracture cérébrale donne à ce membre une attitude particulière : elle est d'habitude plus marquée au niveau de l'extrémité terminale du membre, où elle immobilise les phalanges et rend les mouvements des doigts à peu près impossibles. Il en est tout autrement chez notre malade : comme vous allez pouvoir vous en convaincre, les mouvements des doigts, bien que gênés, sont moins difficiles que ceux du coude ; si nous lui commandons d'ouvrir la main, lorsque les doigts sont fléchis, les doigts obéissent avec une certaine difficulté ; mais ils exécutent le mouvement prescrit d'une façon tout à fait particulière : ils s'écartent subitement de la paume de la main, avec la soudaineté et la brusquerie d'un ressort tout d'un coup détendu, et ce mouvement ils l'exécutent d'une manière successive, les uns après les autres. Si, inversement, nous lui faisons fermer la main, les doigts se fléchissent avec la même brusquerie, la même soudaineté et le même défaut d'ensemble. Cette impossibilité de mouvoir avec ensemble et d'une seule fois les cinq doigts de la main du côté contracturé, ce défaut d'harmonie fonctionnelle, nous parait non pas un argument péremptoire. mais au moins un indice précieux en faveur de l'hypothèse d'une simple lésion nerveuse.

L'état de la face, examiné avec soin, nous confirme encore dans notre opinion. Sans qu'il soit nécessaire d'entrer à ce sujet dans de longs détails, personne n'ignore que l'existence de la paralysie faciale inférieure dans l'hémiplégie hystérique a été, jusqu'à ces derniers temps, une question fortement discutée en neuro-pathologie. Tandis que Lebreton, Helot en France, Buzzard en Angleterre, Seeligmuller et Kalkoff en Allemagne, admettaient sa réalité ou insistaient même sur sa fréquence, Todd en Angleterre, Charcot et ses élèves parmi nous, la niaient d'une façon à peu près absolue ; pour l'Ecole de la Salpêtrière, l'absence de paralysie faciale serait un des meilleurs signes de l'hémiplégie hystérique.

Il y a quelques années, en 1887, Brissaud et Marie (1) ont, d'après l'enseignement de leur maître, le professeur Charcot, jeté sur ce point obscur une vive clarté en signalant à l'attention des cliniciens un syndrome nouveau, non encore décrit avant eux : dans l'hémiplégie hystérique, disent-ils, il y a bien déviation de la face, mais cette déviation n'est pas le fait d'une paralysie, elle est la conséquence de ce qu'ils ont appelé l'*hémispasme glosso-labié*. Et ils ont retracé de cette curieuse association symptomatique le tableau suivant:— état de contraction spasmodique de la musculature d'un côté de la bouche, portant presque exclusivement sur une seule lèvre, la supérieure ou l'inférieure, et s'accompagnant de secousses généralement très accentuées ; — déviation *excessive* de la langue, dont la pointe, projetée hors de la bouche, s'infléchit complètement du côté contracturé ; elle ne peut se tenir immobile, et, en même temps, par une particularité curieuse, elle subit une sorte de mouvement de torsion sur son axe, de telle sorte que le bord du côté contracturé tend à s'abaisser, le bord opposé, au contraire, à se relever.

Le clinicien, mis sur ses gardes, aura à éviter une grave erreur : dans la paralysie faciale ordinaire, l'asymétrie résulte de ce que le côté malade est attiré à lui par le côté sain, dont les muscles jouissent de toute leur énergie ; dans l'hémispasme glosso-labié, c'est précisément l'inverse : l'asymétrie résulte de ce que le côté sain est dévié du côté malade, par suite de la prédominance d'action des muscles contracturés. Il en résulte que l'on est exposé, si l'examen n'est pas suffisamment attentif et minutieux, à prendre le côté malade contracturé pour le côté sain, et le côté sain dévié pour le côté paralysé. Dans les observations citées, l'hémispasme siégeait tantôt du côté de l'hémiplégie, tantôt du côté opposé.

Plus récemment encore, Laufenauer, de Buda-Pesth (2) a démontré que le spasme de la langue peut être artificielle-

(1) *Progrès Médical*, 1887, p. 84 et 128.
(2) *Nouv. Iconographie de la Salpêtrière*, 1889, p. 200.

ment provoqué chez les hystériques par divers procédés expérimentaux. Il a cité des cas dans lesquels ce curieux phénomène était associé non seulement à la contraction des muscles de la face, mais à celle des muscles du cou, du tronc et des membres ; dans l'un. la rotation de la langue autour de son axe antéro-postérieur était portée à un degré tel, qu'un sujet bien portant ne pourrait pas la réaliser; elle présentait une direction absolument verticale, les deux bords latéraux devenant l'un supérieur, l'autre inférieur. (1)

Vous allez examiner notre malade ; je ne sais si vous partagerez mon opinion, mais il me semble que, s'il ne reproduit pas avec une rigueur parfaite la description de Charcot, il présente avec elle d'incontestables analogies. Sans doute, il manque chez lui un symptôme important, le spasme labié, mais vous constaterez une déviation mani- feste de la commissure labiale droite ; celle-ci nous a constamment paru tirée en bas et en dehors, plus éloignée de la ligne médiane que sa congénère du côté sain. Surtout vous noterez le tremblement spasmodique de la langue : si sa déviation du côté droit n'est pas aussi intense que dans plusieurs cas relatés par Charcot, elle est cependant évi- dente ; le mouvement de torsion suivant son axe antéro- postérieur est, en particulier, extrêmement manifeste : au lieu de présenter un plan horizontal, la face dorsale éprouve une sorte de mouvement de bascule qui abaisse son bord droit et relève son bord gauche. Il n'en est jamais ainsi dans le cas de lésion cérébrale : « dans les cas d'hémiplégie cérébrale, où la langue est déviée, dit le professeur Charcot (3), les deux moitiés se montrent égales, aussi larges l'une que l'autre ; l'axe de la langue reste linéaire, non coudé, non courbé vers l'angle où la bouche est déviée. »

Nous nous croyons donc autorisé à tirer de l'examen

(1) Depuis la rédaction de ces l'gnes, le professeur Charcot est revenu sur son opinion première : « nous sommes forcés aujourd'hui, dit-il, tout en maintenant que, dans la très grande majorité des cas. la paralysie faciale n'accompagne pas l'hémiplégie hystérique, de reconnaître qu'elle peut l'accompagner quelquefois. » *Arch. neurologie*, juillet 1891

(2) *Leçons du mardi*, 1888, p. 292.

attentif de la déviation faciale de P... un argument de plus
en faveur de notre diagnostic.

On eût pu, il y a quelques années à peine, lui opposer
l'existence de l'atrophie musculaire qui, à un moment
donné surtout, a été si manifeste chez notre malade.
Pendant bien longtemps, en effet, il a été admis, comme
une doctrine classique et parfaitement démontrée, que
l'atrophie musculaire, survenant dans le cours de l'hémiplégie, indiquait l'origine cérébrale de celle-ci ; on en
expliquait la pathogénie par l'irritation que produisaient
sur les cellules des cornes antérieures de la moelle, le
tractus de sclérose descendante ayant pour point de départ
le foyer encéphalique.

Un élève de Charcot, Babinski, dans un remarquable
travail paru en 1886 et inspiré par son maître, a démontré
que cette opinion était tout à fait erronée. Deux années
auparavant, en Allemagne, Katkofl, dans une thèse faite
sous la direction de Seeligmuller, avait signalé l'existence de l'amyotrophie sur un membre atteint de contracture hystérique ; mais c'est surtout à Babinski que
revient l'honneur d'avoir démontré que l'hystérie peut
donner lieu, comme manifestation symptomatique, à l'atrophie musculaire. Dans son mémoire (1), il cite quatre cas
tout à fait démonstratifs, et, d'après eux, il s'efforce de
retracer la physionomie de cette variété si curieuse
d'amyotrophie. Il insiste sur la rapidité qui souvent carac-
térise son développement et sa rétrocession : chez un de ses
malades, elle était très appréciable moins de quinze jours
après le début de la paralysie ; elle peut atteindre des pro-
portions considérables, et produire une différence de plusieurs centimètres entre le côté malade et le côté sain ; elle
ne s'accompagne pas de contractions fibrillaires ; la contrac-
tilité électrique est diminuée en proportion du degré de
l'atrophie, mais il n'y a pas de réaction de dégénérescence.

La même année, Chauffard signalait à la Société médicale
des Hôpitaux l'atrophie musculaire comme une conséquence,

(1) *Archives de neurologie*, 1886.

ignorée jusque-là, de la paralysie hystéro-traumatique ; il
s'agissait d'un jeune homme de dix-neuf ans atteint de
monoplégie brachiale : presque dès le début des accidents
douloureux et paralytiques, au bout de quelques semaines
à peine, le malade avait présenté une diminution progressive des masses musculaires de l'avant-bras et du bras ;
cette amyotrophie dura aussi longtemps que la paralysie,
c'est-à-dire deux ans ; celle-ci guérie, les muscles atrophiés
commencèrent peu à peu à se réparer, sans arriver cependant à récupérer leur volume normal. Dans ce cas, Chauffard
signale une particularité tout à fait remarquable : la monoplégie hystérique avait retenti jusque sur les os du membre
paralysé, et y avait produit, non pas une atrophie, mais un
arrêt de développement.

L'attention des cliniciens était dès lors attirée sur ce
point ; depuis cette époque, de nombreux faits sont venus
enrichir la littérature médicale et confirmer la doctrine de
Charcot et de Babinski. Nous citerons surtout ceux de
Massolongo, de Leroux (1), de Brissaud (2), de Blocq (3),
de Ballet (4). Dans ce dernier, l'auteur démontre que la
pseudo-coxalgie hystérique peut, et cela contrairement à
l'opinion de Brodie, s'accompagner d'atrophie musculaire.
Debove (5) a publié l'observation d'une femme chez laquelle
une hémiplégie hystérique, accompagnée d'atrophie musculaire, était survenue à la suite d'une atteinte de diphtérie ;
se basant sur l'absence de paralysie du voile du palais chez
sa malade, sur la rareté de la forme hémiplégique dans les
paralysies diphtériques, sur leur caractère essentiellement
transitoire, Debove se croit en droit d'attribuer à l'hystérie
l'atrophie musculaire constatée chez sa malade.

En 1889, dans une intéressante étude sur les troubles trophiques de l'hystérie (6), Gilles de la Tourette et Dutil ont

(1) *Journal des connaissances médicales*, 1886.
(2) *Arch. de physiol.*, 1887.
(3) *Nouv. Iconographie de la Salpêtrière*, 1888, p. 35.
(4) *Soc. méd. des hôpit*, 1889, p. 309.
(5) *Ibid.*, 1889, p. 408.
(6) *Nouv. Iconographie de la Salpêtrière* 1889, p. 250.

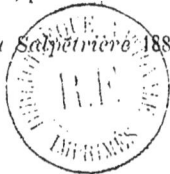

insisté sur l'atrophie musculaire d'origine nerveuse ; ils en
ont publié trois cas nouveaux, et ont insisté dans leurs
conclusions sur la nécessité d'apporter quelques retouches au
tableau, si exact dans son ensemble, tracé par M. Babinski.
Tandis que, dans les faits relatés par ce dernier, l'atrophie
portait toujours sur un membre atteint de paralysie ou de
contracture, une de leurs observations démontre qu'il peut
n'en être pas toujours ainsi ; « l'atrophie ne se superpose
pas toujours à une contracture ou à une paralysie, mais
elle semble se localiser de préférence sur le membre ou le
côté le plus atteint par les manifestations hystériques antérieures ou actuelles ; parmi celles-ci les troubles de la sensibilité tiennent la principale place. » Contrairement à la
description de Babinski, Gilles de la Tourette et Dutil ont
noté chez leurs trois malades des contractions fibrillaires
extrêmement manifestes. Enfin, tandis que les malades de
Babinski ne présentaient, au niveau des muscles atrophiés
que la réaction de l'atrophie simple, un de ceux de M. Gilles
de la Tourette, examiné par M. Vigouroux, laissait voir
surtout au niveau des interosseux, les caractères les plus
nets de la réaction de dégénérescence. Ces corrections sont
donc à apporter à la description de l'atrophie musculaire
d'origine hystérique, telle que l'avait primitivement donnée
Babinski.

Il est une autre affection, décrite dès 1882 par Schultz de
Dorpat et Kahler de Prague, plus récemment étudiée en
France, par suite encore assez mal connue, et dont les
symptômes ne sont pas sans présenter d'assez nombreuses
analogies avec ceux que l'on constate chez notre malade :
nous voulons parler de la *syringomyélie*. Cette maladie,
dit le professeur Charcot, simule parfois l'hystérie de la
façon la plus intéressante, nous sommes donc amené à éta-
blir ici encore une diagnostic différentiel.

Si l'on s'en rapporte aux *leçons du mardi* de notre savant
neuro-pathologiste, aux divers faits communiqués à la Société
médicale des hopitaux de Paris (1), aux discussions qu'ils

(1) Cas de Debove, de Déjerine (février) 1889 : de Joffroy, mars 1889.

ont provoquées, on peut tracer de la syringomyélie le tableau clinique suivant.

. Début de l'affection par de l'atrophie musculaire progressive, au niveau des éminences thénar et hypothénar, avec secousses fibrillaires, simulant tout à fait le type Duchenne-Aran ; en même temps perte, plus ou moins complète de la sensibilité à la douleur, au chaud et au froid, la sensibilité tactile et le sens musculaire étant conservés. C'est ce dernier ordre de phénomènes morbides qui a seul une valeur caractéristique : « dans la syringomyélie, dit Charcot, les symptômes polio-myéliques antérieurs n'ont aucune valeur absolue ; seuls les symptômes polio-myéliques postérieurs lui appartiennent en propre et lui impriment un cachet spécifique. » (1) — Quant un sujet présente les apparences de l'amyotrophie progressive du type Duchenne-Aran, que l'on constate en outre, surtout dans les membres où siège l'atrophie musculaire, l'existence des troubles de la sensibilité qui viennent d'être indiqués, « quand ce concours singulier de circonstances se trouve réuni, on peut affirmer, sauf toutefois quelques réserves prudentes qu'il convient de ne point négliger et qui commandent certaines vérifications, on peut affirmer que le diagnostic est fait : c'est d'un cas de syringomyélie qu'il s'agit. » L'analgésie et la thermo-anesthésie peuvent s'étendre en dehors de la zone envahie par l'atrophie musculaire ; elles peuvent occuper toute une moitié du corps, présentant ainsi la forme hémiplégique, ou, à des degrés divers, le corps tout entier. Lorsqu'elles sont localisées à une région, elles y sont distribuées d'une façon qui rappelle tout à fait ce que l'on constate dans l'hystérie : elles ne se conforment pas à la division anatomique des filets nerveux, mais se font par segment de membre ; toujours, dans ce cas, la délimitation entre la zone anesthésiée et les parties normalement sensibles sont représentées par une ligne circulaire, nettement perpendiculaire à l'axe du membre (2).

(1) Leçon du mardi, 1889, p. 496.
(2) Roth, *Arch. Neurologie*, 1887-88. — Dans un travail plus récent (*Progrès Médical* 1891, p. 83), Roth est revenu sur cette affirmation ; d'après lui, l'anesthésie de la syringomyélie procèderait plutôt par plaque, ou suivant la distribution des nerfs.

Très souvent, des troubles trophiques nombreux viennent s'ajouter à cet ensemble de symptômes : éruptions bulleuses surtout aux mains et aux avant-bras laissant après elles des ulcérations plus au moins profondes ; œdèmes indolents avec teinte violacée ou rougeâtre et abaissement de température ; faux phlegmons, peau lisse, tournioles suivies de chute des ongles, panaris, etc. ; fractures spontanées et arthropathies végétantes, analogues à celles que l'on observe dans le tabes. — L'affection est plus fréquente chez l'homme que chez la femme. Son évolution est remarquablement lente. — Au point de vue anatomo-pathologique, elle reconnaît pour cause les diverses lésions décrites sous les noms de *sclérose péri-épendymaire* par Hallopeau, de *myélite cavitaire* par Joffroy, ou d'*altération gliomateuse* de la substance grise ; cette dernière lésion paraît même être celle qui a été le plus souvent constatée dans les autopsies, malheureusement trop peu nombreuses, que possède la science.

Comme on le voit, par ce court exposé, c'est surtout avec la maladie de Duchenne-Aran que se posera le diagnostic de la syringomyélie. Charcot a présenté à ses élèves, et Gilles de la Tourette a publié l'observation (1) d'un malade qu'ils considèrent comme évidemment atteint de syringomyélie: il avait été, en 1865, examiné par Duchenne de Boulogne lui-même, et considéré par ce clinicien si sagace comme atteint d'atrophie musculaire progressive. Mais il est d'autres cas, et Charcot en a cité un remarquable (2), dans lesquels la syringomyélie pourra présenter avec l'hystérie des analogies qui rendront le diagnostic sinon très épineux, tout au moins discutable.

Notre sujet nous semble rentrer dans cette catégorie ; l'atrophie musculaire dont il est atteint fait certainement songer à la syringomyélie, mais, après réflexion, notre conviction intime est que ce diagnostic doit être rejeté complètement. Sans doute P... a présenté de l'analgésie, mais

(1) *Nouv. Iconographie* de la Salpêtrière, 1889, p. 311.
(2) Leçon du mardi, 1889, p. 520.

celle-ci est aujourd'hui a peu près disparue ; s'il y a eu chez lui un peu de thermo-anesthésie, cela n'a jamais été que d'une façon peu marquée et fugace. De plus il est actuellement démontré que l'analgésie et la thermo-anesthésie combinées avec la persistance de la sensation de contact, ce que l'on a dernièrement désigné sous le nom de *dissociation syringomyélique de la sensibilité*, est bien loin d'appartenir exclusivement à la syringomyélie. Pitre l'a étudiée et décrite chez les hystériques en 1887 ; Charcot, à la Salpêtrière, sur 17 hystériques hémianesthésiques en a trouvé 11 présentant l'anesthésie complète, vulgaire, et 6 chez lesquels les divers modes de la sensibilité étaient dissociés ; sur ces 6, il en a compté 2 jouissant de la sensibilité au tact et à la douleur, mais privés de la sensibilité thermique (1). Grasset nie également que ce symptôme soit essentiellement lié à la syringomyélie ; Roth le considère comme pouvant se rencontrer dans un grand nombre d'affections nerveuses ; Charpentier (2) l'a noté chez un malade atteint des symptômes tabétiques les plus nettement caractérisés.

De plus, et cet argument est peut-être celui qui possède le plus de valeur clinique, la syringomyélie est une affection à marche essentiellement lente, progressive. Il y a quelques mois à peine, le professeur Charcot a publié l'observation d'un cas de syringomyélie qui offre avec le nôtre une remarquable ressemblance, bien propre tout au moins à excuser la façon dont nous insistons sur ce diagnostic différentiel(3). Chez son malade, comme chez le nôtre, il y avait hémiplégie avec contracture, sans spasme glosso-labié, il est vrai ; il y avait dissociation de la sensibilité ; mais chez lui, les premiers symptômes remontaient à 1868 ; en 1875, c'est-à-dire à une époque à laquelle la syringomyélie était absolument inconnue, Charcot avait diagnostiqué chez lui « une affection spéciale spasmodique, sur l'origine de laquelle il ne pouvait

(1) Leçon du mardi, 1889, p. 517.
(2) *Nouv. Iconographie* de la Salpêtrière, 1890, p. 213.
(3) *Progrès Médical*, janv. 1891.

se prononcer; » en 1882 apparaissaient les troubles de la sensibilité, et en 1890, seulement l'affection était assez nettement constituée pour rendre possible le diagnostic de syringomyélie. Ainsi donc entre ce malade et le nôtre, à côté d'analogies nombreuses et frappantes, il existe une différence essentielle empruntée à l'évolution de la maladie : dans le cas du professeur Charcot, celle-ci a été d'une extrême lenteur, les divers symptômes ne se sont successivement déroulés qu'à la faveur d'une longue suite d'années; chez le nôtre au contraire, le début a été essentiellement brusque et soudain, l'évolution a présenté cet imprévu, cette irrégularité qui sont un des caractères les plus remarquables de la névrose hystérique : contracture primitive intense, atrophie musculaire précoce, disparition rapide de l'hémianesthésie.

Il ne nous semble pas qu'il puisse venir à l'esprit de personne de se prévaloir contre notre diagnostic, de l'absence de quelques uns de ces symptômes que Charcot a baptisés du nom de stigmates de l'hystérie; P... ne présente, ou n'a présenté jusqu'à ce jour, ni zones spasmogènes, ni troubles de la vision. Une semblable objection ne modifierait en rien notre manière de voir : il y aurait quelque puérilité à vouloir rechercher chez un hystérique *tous* les symptômes décrits par les auteurs; la constatation d'un certain nombre d'entre eux suffit largement au diagnostic, et ceux qu'il est si facile de noter chez notre malade nous semblent assez multiples et assez importants pour ne laisser aucun doute dans l'esprit.

Terminons par un simple mot sur les phénomènes cardiaques si nets que l'auscultation révèle chez P... Deux hypothèses se présentent, et chacune d'elle peut invoquer en sa faveur des arguments dont on ne saurait contester la valeur. Cette exagération du timbre, ce dédoublement des bruits du cœur, cet éclat diastoldique de l'aorte, cette dyspnée d'effort sont-ils liés à une hypertrophie vraie du ventricule gauche, à une exagération de la tension aortique, indice prémonitoire d'une artério-sclérose menaçante ? Ou

bien sont-ils d'origine fonctionnelle, dus à un état spasmodique passager des vaisseaux capillaires, lié à la névrose,
comparable à ces phénomènes cardiaques parfois si inten-
ses qui sont d'observation quotidienne chez les chlorotiques,
au moment de la puberté ? — L'hystérie peut parfaitement
coïncider avec une affection organique du cœur. Charcot (1)
en a signalé deux cas chez des sujets atteints de maladie
de Corrigan. Cependant nous devons noter l'absence d'in-
duration des radiales, de dilatation de l'aorte, de douleur
rétrosternale ; et, sans donner à notre jugement un caractère absolu, nous inclinons plutôt à rattacher les phénomènes cardiaques que vous allez vous-même constater chez
P... à la névrose hystérique.

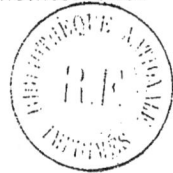

(1) *Progrès Médical*, août 1885.

Marseille. — Typ. et Lith. Barlatier et Barthelet.